BEI GRIN MACHT SICH IHR
WISSEN BEZAHLT

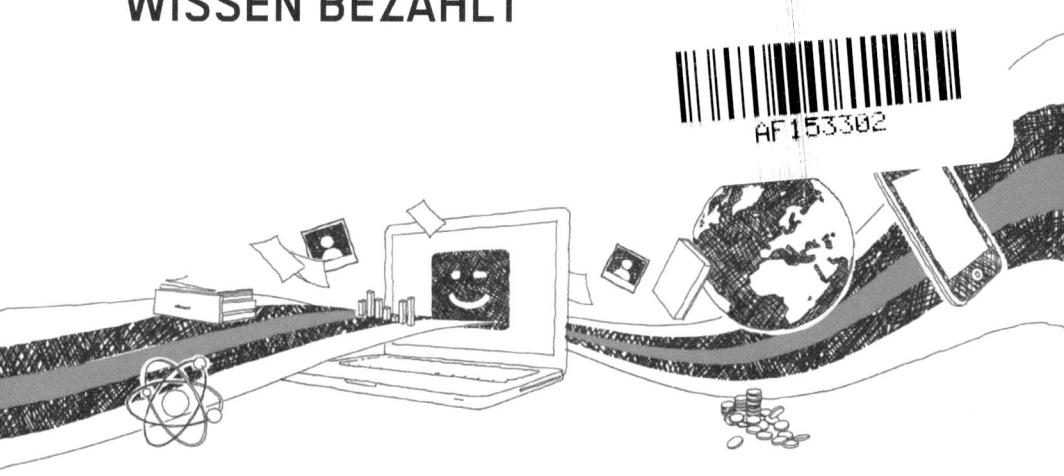

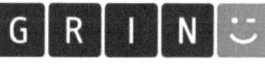

Der Einfluss von Stress auf das Immunsystem

Am Beispiel der Pandemie um SARS-CoV-2

GRIN

Bibliografische Information der Deutschen Nationalbibliothek:

Die Deutsche Nationalbibliothek verzeichnet diese Publikation in der Deutschen Nationalbibliografie; detaillierte bibliografische Daten sind im Internet über http://dnb.d-nb.de abrufbar.

ISBN: 9783346590817
Dieses Buch ist auch als E-Book erhältlich.

© GRIN Publishing GmbH
Nymphenburger Straße 86
80636 München

Druck und Bindung: Books on Demand GmbH, Norderstedt Germany
Gedruckt auf säurefreiem Papier aus verantwortungsvollen Quellen

Das vorliegende Werk wurde sorgfältig erarbeitet. Dennoch übernehmen Autoren und Verlag für die Richtigkeit von Angaben, Hinweisen, Links und Ratschlägen sowie eventuelle Druckfehler keine Haftung.

Das Buch bei GRIN: https://www.grin.com/document/1172355

Inhaltsverzeichnis

1 Einleitung

Im Dezember 2019 wurde die Welt von einem Ausbruch des Coronavirus SARS-CoV-2 überrascht. Das Virus hat sich schnell global verbreitet und wurde von der Weltgesundheitsorganisation schon im März 2020 unter dem Namen COVID-19 (abgekürzt aus dem englischen *coronavirus disease 2019*) zu einer Pandemie erklärt. Nicht nur die Ansteckung mit dem Coronavirus, auch die Überlastung der Gesundheitssysteme und drohende Konsequenzen lösen Angst und Sorgen in der Bevölkerung aus (Petzold et al., 2020, S. 4). Studien aus Deutschland berichten über einen Anstieg von psychischem Stress in der Pandemie bei mehr als 65 % der Teilnehmenden (Bendau et al., 2021, S. 417). In der Wissenschaft ist bekannt, dass Stress durch seine biologischen Verarbeitungswege Einfluss auf die körpereigene Homöostase hat. Der junge Forschungsstrang der Psychoneuroimmunologie (kurz: PNI) setzt sich diesbezüglich seit einigen Jahren mit den Wirkmechanismen von Stress auf die Immunaktivität auseinander (Schubert, 2013, S. 17). Da eine gute Immunantwort der Schlüsselfaktor für gelungene Virusabwehr und -bekämpfung ist, stellt sich nun die Frage:

Welche psychosozialen Faktoren können in der COVID-19 Pandemie Einfluss auf das Immunsystem im Hinblick auf einen Atemwegsinfekt, insbesondere ausgelöst durch das SARS-CoV-2, nehmen?

Einführend wird auf die Psychoneuroimmunologie und ihre Relevanz eingegangen. Es folgt eine Analyse des aktuellen Wissensstandes zu COVID-19 und Studien zur Stressbelastung während der Pandemie. Empirische Befunde aus der PNI werden dann herangezogen, um Zusammenhänge zwischen Stress und Funktion des Immunsystems verständlich zu machen. Auf diese Weise sollen psychosoziale Stressoren identifiziert werden, die das Immunsystem schwächen und möglicherweise einen Atemwegsinfekt begünstigen. Zusätzlich werden Schutzfaktoren herausgearbeitet, die das Immunsystem stärken.

Eine Implementierung von psychoneuroimmunologischem Wissen kann so helfen, mit COVID-19 richtig umzugehen und die Pandemie positiv zu bewältigen.

Durch eine Einordnung in die Gesundheitspsychologie können solche wissenschaftlichen Beiträge auch in Zukunft zur „Förderung und Erhaltung der Gesundheit, Vorbeugung und Behandlung von Krankheiten, Bestimmung des Risikoverhaltens sowie Verbesserung der Gesundheitsversorgung" (European Journal of Health Psychology, 2021, o. S.) beitragen.

2 Psychoneuroimmunologie

In der Gesundheitspsychologie nimmt man an, dass biologische, psychologische und soziale Prozesse ganzheitlich an Krankheit und Gesundheit beteiligt sind (Suls, Luger & Martin, 2010, S. 18). Eine Forschungsrichtung, die sich mit einem derartigen Zusammenspiel beschäftigt, ist die Psychoneuroimmunologie (kurz: PNI). Sie untersucht den „Einfluss von psychosozialen Ereignissen, psychischen Faktoren als auch psychologischen [...] Interventionen auf diverse Immunfaktoren [...]" (Schubert, 2018, S. 8). Das Immunsystem dient dem Körper zur Abwehr und Bekämpfung von Krankheitserregern (Kruse, 2015, S. 2). Man geht davon aus, dass das Immunsystem, Nervensystem und die Psyche eng miteinander verknüpft sind. Sie sprechen eine gemeinsame biochemische Sprache und verfolgen ein gemeinsames, übergeordnetes Ziel: den Schutz des Organismus, der im ständigen Austausch mit seiner Umwelt laufend unterschiedlichen Gefahren ausgesetzt ist (Schubert & Singer, 2015, S. 47).

2.1 Stressforschung

Die Stressforschung innerhalb der PNI befasst sich mit der Wirkung von Stressoren auf das Immunsystem. Sogenannte Stressoren gelten als Reizereignisse, die eine Bewältigungsreaktion im Organismus auslösen (Rotter, Renneberg & Kaluza, 2020, S. 186). Wie konkrete Situationen dabei empfunden werden, hängt nach Lazarus und Folkman (1984, S. 22) maßgeblich von der subjektiven Bewertung und den zur Verfügung stehenden Bewältigungsressourcen ab. Auch die Stress-Ampel von Kaluza (2015, S. 16) beschreibt mehrere Ebenen der Einflussnahme: die äußeren belastenden Bedingungen und Situationen, individuelle Motive, Einstellungen und Bewertungen und die körperliche und psychische Reaktion des Menschen auf die Belastungen. Stress wird somit individuell wahrgenommen, kann „viele Qualitäten haben und entsprechend viele unterschiedliche Anpassungsreaktionen hervorrufen" (Peters, Schedlowski, Watzl & Gimsa, 2021, S. 63).

In der PNI liegt der Fokus auf dem Ablauf der biologischen Stressreaktion, den zwei Stressachsen. Die schnelle, akute Stressreaktion verläuft über die Hypothalamus-Sympathikus-Nebennierenmark-Achse und „bereitet den Organismus durch die Ausschüttung von Noradrenalin und Adrenalin [...] darauf vor, einer drohenden Gefahr durch eine Kampf- oder Fluchtreaktion zu begegnen" (Rotter et al., 2020, S. 187). Der Anstieg dieser Botenstoffe mobilisiert auch das

Immunsystem und damit die körpereigene Abwehr z. B. vor Virusinfektionen (Schubert & Singer, 2015, S. 46). Eine zu hohe Aktivität würde dem Körper aber auf Dauer schaden. Daher reguliert die Hypothalamus-Hypophysen-Nebennierenrinden-Achse (HPA-Achse) durch Ausschüttung von Glukokortikoiden nach kurzer Zeit zurück und bringt das Immunsystem wieder ins Gleichgewicht (Schubert & Singer, 2015, S. 47).

In der zweiten, langsamen Stressreaktion wird diese Hypothalamus-Hypophysen-Nebennierenrinden-Achse dauerhaft aktiviert. Langanhaltende Belastung und chronischen Stress münden in der konstanten Ausschüttung des Glukokortikoids Cortisol (Peters et al., 2021, S. 64). Cortisol setzt Energie frei (etwa durch erhöhten Blutzuckerspiegel), wirkt aber zeitgleich suppressiv auf das Immunsystem.

Nicht nur wird deshalb anhaltender Stress innerhalb der PNI als potenziell mitverursachender Faktor bei respiratorischen Virusinfektionen diskutiert, sondern auch seine Auswirkung auf den Krankheitsverlauf (Peters et al., 2021, S. 61).

Folglich sollten gerade in Krisenzeiten psychische Risiko- und Schutzfaktoren identifiziert werden, die in Verbindung mit Virusanfälligkeit und Immunfunktion stehen.

3 COVID-19

Als Auslöser der Krankheit COVID-19 gilt der Erreger SARS-CoV-2 (*severe acute respiratory syndrome coronavirus type 2*). Die ersten Fälle wurden im Dezember 2019 in Wuhan, China erfasst. Bedingt durch eine rapide globale Verbreitung erklärte die Weltgesundheitsorganisation COVID-19 schon im März 2020 offiziell zu einer Pandemie. Mit Stand 26.04.2021 wurden weltweit 146.689.258 Fälle und 3.102.410 Tote registriert (World Health Organization, 2021, o. S.). Chowdhury, Hossain, Kashem, Shahid und Alam (2020, S. 1619) fassen in ihrer Review die dramatische Situation zusammen: „The earth is relaxing but humans are dying."

3.1 Virusinfektion und Auswirkungen

Das SARS-CoV-2 gehört zu der Familie der Coronaviren mit akut respiratorischem Syndrom. Das Virus nutzt die Tröpfchenübertragung, um über die Atemwege Zutritt zu dem Organismus zu erhalten (Peters et al, 2021, S. 64). Eine adaptive Immunantwort tritt schon bei Erstkontakt mit dem Erreger auf. Wiederholter Kontakt aktiviert das immunologische Gedächtnis, es werden Antikörper und proinflammatorische Zytokine zur Abwehr gebildet (Rink, 2015, S. 125).

Ein funktionsfähiges Immunsystem definiert hierbei den Schwellenwert für eine Virusausbreitung (Rink, 2015, S. 135).

Das klinische Spektrum von COVID-19 variiert von einer asymptomatischen Form über milde Erkältungssymptome bis hin zu schweren Atemwegserkrankungen (Yazdanpanah, Hamblin & Rezaei, 2020, S. 1). Die Pathogenität des SARS-CoV-2 ist bis heute noch nicht ganz entschlüsselt, Forschende gehen bei schweren Krankheitsverläufen von einer überschießenden Entzündungsaktivität des Immunsystems aus (Yazdanpanah et al., 2020, S. 2). Die derzeitige medizinische Versorgung umfasst erste Impfungen, unterstützende Behandlung und die Vorbeugung von Komplikationen. Es haben sich jedoch erst wenige Therapieansätze in klinischen Studien als wirksam erwiesen (Robert Koch-Institut, 2021, o. S.). Daher sollte verstärkt die Aufmerksamkeit auf das menschliche Immunsystem gelenkt werden: Es entscheidet maßgeblich über eine Vermeidung oder den Verlauf eines solchen Atemweginfektes.

3.2 Psychosoziale Stressoren und immunologische Auswirkungen

Es besteht allgemeiner Konsens, dass es sich bei der COVID-19 Pandemie um einen globalen Gesundheitsnotfall handelt (Haas, 2020, S. 27). Neben der physischen Gefahr einer Viruserkrankung bringt die Pandemie auch psychosoziale Stressoren mit sich.

„Seit jeher lösen Infektionskrankheiten bei Menschen negative Gedanken und Gefühle, allen voran Angst, aus" (Haas, 2020, S. 11). In Deutschland berichten bis zu 50 % der Befragten unter COVID-19 spezifischen und erhöhter generalisierter Angst zu leiden (Bendau et al., 2021, S. 417). Aufkommende Ängste sind zum Großteil normale Reaktionen auf das Pandemieszenario. Angst ist eine biologisch angelegte Emotion auf potenziell gefährliche und unbekannte Situationen (Bendau et al., 2021, S. 422). Guo et al. (2020, S. 21) bestätigen diese situativen Charakteristiken im Pandemiekontext: Ungewissheit über Krankheit und Dauer, Kontrollverlust und ein Gefühl der Ohnmacht steigern das Angstempfinden von gesunden und infizierten Menschen. Es wird ein signifikant höheres Ergebnis für Angstsymptome bei Frauen gemessen (Petzold et al., 2020, S. 4). Auch Bäuerle et al. (2020, S. 674) stellen in ihrer Studie zum etwa gleichen Zeitpunkt der Pandemie (März/April 2020) erhöhte Angst- und Stresssymptome bei Frauen fest. Zusätzlich weisen sie nach, dass jüngere Personen häufiger leiden, aber auch ein hoher subjektiver Informationsstand in Bezug auf die Pandemie wird positiv mit steigender Angst in Verbindung gebracht (Bäuerle et al., 2020, S. 672).

Spezifische Ängste lassen mit der Zeit nach, dennoch sprechen internationale Studien von einer stabil hohen psychosozialen Belastung im COVID-19 Kontext (Salari et al., 2020, S. 10). In der Datenanalyse von Petzold et al. (2020, S. 4) nennt die Mehrheit der Teilnehmenden einen Anstieg von Stress durch die Sorge um soziale, gesundheitliche und wirtschaftliche Konsequenzen und der Infektionsgefahr. Dies deckt sich mit den Ergebnissen der Querschnittsstudie von Betsch et al. (2020, S. 54). Sie stellen zudem fest, dass jüngere Menschen während der Pandemie mehr Stresserleben verspüren als ältere Generationen. Auch scheint es eine große Diskrepanz zwischen verschiedenen Berufsgruppen zu geben. So leidet das Personal des Gesundheitswesens unter einer erheblichen psychischen Mehrbelastung (Brakemeier et al., 2020, S. 9). Als weitere Risikofaktoren für verstärktes Stressempfinden gelten bestimmte Vorerkrankungen und der häufige Konsum von Medien mit Bezug zu COVID-19 (Haas, 2020, S. 33).

Auch zeigen inzwischen erste Studien die psychischen Auswirkungen durch verhängte Schutzmaßnahmen. Um die Ausbreitung der Virusinfektion einzudämmen und die Gesundheitssysteme zu entlasten, wurden weltweit Ausgangssperren und Kontaktbeschränkungen angeordnet. Diese führen bei vielen Haushalten zu einer Veränderung der Wohn- und Lebenssituation. Und sie werden, wenn auch zugunsten eines gesellschaftlich übergeordneten Ziels, „oft als unangenehm, belastend, einschränkend oder gar bedrohlich empfunden […]" (Haas, 2020, S. 4). Während einige Gruppen die Lockdownmaßnahmen mit Entschleunigung, mehr Zeit mit der Familie, subjektiver Sicherheit und verstärkter Flexibilisierung der Arbeit wahrnehmen (Brakemeier et al., 2020, S. 9) gibt es auch negative psychologische Effekte. Kontaktbeschränkungen können subjektiv empfundene Einsamkeit oder soziale Isolation auslösen (Mattos Dos Santos, 2020, S. 6) und zu eingeschränktem Zugang von Schutzfaktoren und Hilfesystemen führen. Mit anhaltender Dauer können negative Emotionen wie Verwirrung, Zorn und Frustration über die Maßnahmen kumulieren (Haas, 2020, S. 30). Aktuelle Ergebnisse aus Längsschnittstudien wurden von Prati und Mancini (2021, S. 19) in einer Metaanalyse zusammengetragen. Sie weisen auf einen kleinen, aber signifikanten Effekt von andauernden Lockdowns auf die psychische Gesundheit in der Allgemeinbevölkerung hin.

Die COVID-19 Pandemie stellt seit nunmehr über einem Jahr eine immense Herausforderung mit noch ungewissem Ausgang für Regierungen, Gesundheitssysteme und Menschen dar. Wenn individuelle Bewältigungsstrategien und Ressourcen nicht mehr ausreichen, kommt es zu einer andauernden Belastung. Eine chronische Stressexposition aktiviert die HPA-Achse und führt, wie eingangs aufgezeigt, zu einem erhöhten Cortisolspiegel. In der Psychoneuroimmunologie wird anhand von verschiedenen Biomarkern der Einfluss von Stress auf die Funktion des Immunsystems beobachtet.

Gemessen wird dies beispielsweise durch eine Anreicherung von proinflammatorischen Zytokinen im Körper (Schubert & Schüßler, 2009, S. 5). IL-1 und IL-6 sind Zytokine und dienen der Kommunikation zwischen HPA-Achse und Immunsystem. Ein erhöhter Wert bedeutet eine hohe Entzündungsreaktion im Körper. Eine erste Entzündungsreaktion wird vom Immunsystem initiiert, um Erreger aus dem Organismus zu schwemmen. So ist es nicht verwunderlich, dass auch die SARS-CoV-2 Infektion zu einer Immunantwort durch Zytokine führt (Yazdanpanah et al., 2020, S. 2). In einem gesunden Körper wird diese Entzündungsreaktion adaptiv durch ausgeschüttete Glukokortikoide reguliert. Cohen et al. (2012, S. 5995) zeigen auf, dass andauernder psychischer Stress zu einer Resistenz der Glukokortikoid-Rezeptoren im Nervensystem führen kann. Besteht eine Resistenz, werden ankommende Reize nicht mehr beantwortet (Schubert, 2018, S. 81). Die Rückregulation ist nicht mehr funktionstüchtig und vergleichbar mit einem überdehnten Gummiband – der Körper ist nur unzureichend vor einer überschießenden oder langanhaltenden Entzündung geschützt (Schubert & Singer, 2015, S. 48).

Des Weiteren wird in der PNI die Aktivität von NK-Zellen gemessen. Solche natürlichen Killerzellen machen erkrankte Zellen unschädlich und bilden die erste Abwehrlinie gegen virale Infektionen (Peters et al., 2021, S. 65). Chronische Stressoren werden wiederholt mit geringer NK-Zellaktivität in Verbindung gebracht (Zorrilla et al., 2001, S. 214).

Anhand dieser Mediatoren wird nachgewiesen, dass eine anhaltende Stressreaktion mit geschwächter Immunität verbunden ist. Cohen (2021, S. 166 f.) und das Forscherteam des „Common Cold Projects" belegten mehrmals, dass psychosozialer Stress die Wahrscheinlichkeit, einen Atemwegsinfekt zu entwickeln, um das Zweifache steigert.

Weiterhin beeinträchtigen veränderte Tagesabläufe oder auch unzureichende Sonneneinstrahlung die biologische Uhr (Silva, Ono & Souza, 2020, S. 144). Gerät der zirkadiane Rhythmus durcheinander, kommt es zu einer Deregulation der zellulären Immunabwehr (Silva et al., 2020, S. 145). Nachweislich ist schlechte Schlafqualität mit einem über doppelt so hohen Risiko verbunden, an einem Atemwegsinfekt zu erkranken (Cohen, 2021, S. 165). Häufig wurden Schlaflosigkeit, Schlafprobleme oder auch ungewöhnlich langer Schlaf in der Anfangsphase der COVID-19 Pandemie genannt (Blume, Schmidt & Cajochen, 2020, S. 795). Eine schlechte Schlafqualität oder sogar Schlafmangel während der Pandemiezeit kann zu einer Schwächung der antiviralen Immunabwehr führen und begünstigt die Entwicklung einer Virusinfektion.

Andere behaviorale Variablen wie mangelhafte Ernährung, unzureichende körperliche Aktivität und Nikotinkonsum erhöhen nachweislich die Infektanfälligkeit für Atemwegserkrankungen wie dem Coronavirus 229E (Cohen, 2021, S. 164; Woods et al., 2020, S. 56). Risikoverhalten im Hinblick auf Virusanfälligkeit wird in der Forschung oft im Zusammenhang mit niedrigem sozioökonomischem Status und der Verarbeitung von Stress gebracht (Peters et al., 2021, S. 65). Bestätigt wurde dies in einer Metaanalyse von Muscatell, Brosso und Humphreys (2020, S. 2196). Sie beschreiben eine Assoziation zwischen niedrigem sozioökonomischem Status und erhöhtem IL-6 Entzündungswert. Erste statistische Auswertungen zeigen, dass in Deutschland die Wahrscheinlichkeit signifikant steigt, sich während eines Lockdowns ungesunde Verhaltensweisen anzueignen. Je nach Studiendesign sind diese Ergebnisse mit höherem subjektiv erlebtem Stress verbunden (Koopmann et al., 2021, S. 245) oder mit dem Wegfall von Einkommen (Janssen et al., 2021, S. 13).

Auch wenn Menschen die COVID-19 Pandemie unterschiedlich erleben, kann ein erhöhtes Stresslevel für breite Teile der Bevölkerung als gegeben angenommen werden. Da Studien innerhalb der PNI belegen, dass bestimmter Stress zu einer maladaptiven Immunantwort gegenüber Atemwegsinfekten führt, unterstreicht es die Wichtigkeit von psychologischen Schutzfaktoren während der Pandemie.

3.3 Psychosoziale Schutzfaktoren und immunologische Auswirkungen

Petzold et al. (2020, S. 2) fragen sich in ihrer Analyse zu Angst und Stressbelastung während der COVID-19 Pandemie in Deutschland, welche psychosozialen

Faktoren schützend wirken. Sie stellen fest, dass die gefühlte Selbstwirksamkeit eine signifikant negative Korrelation mit der COVID-19-Angst zeigt (Petzold et al., 2020, S. 6). Allgemein werden Persönlichkeitsfaktoren wie ein optimistischer Attributionsstil, Selbstwert und positiver Affekt mit besserer Gesundheit in Verbindung gebracht. Auch im COVID-19 Kontext gelten sie als Resilienzfaktoren, die eine Bewältigung der schwierigen Situation ohne anhaltende psychische Beeinträchtigung fördern (Brakemeier et al., 2020, S. 14; Petzold et al., 2020, S. 7). Obwohl ältere Menschen ab 65 Jahren aufgrund einer höheren körperlichen Vulnerabilität zu den Risikogruppen für einen schwereren Corona-Krankheitsverlauf gehören (Robert Koch-Institut, 2021, o. S.) weisen sie wiederholt das höchste Wohlbefinden und die geringste situative Belastung auf (Betsch et al., 2020, S. 54). Dies wird auf ein ausgeprägtes Bewältigungsverhalten und bessere Anpassung an das Pandemieszenario zurückgeführt.

Als weitere wesentliche Ressourcen gelten soziale Beziehungen und das Wissen um Unterstützung. Im Rahmen der Pandemie wird dies auch von ersten Studien belegt (Labrague & De los Santos, 2020, S. 1659). Immunologische Reaktionen im Zusammenhang mit interpersonellen Beziehungen wurden bisher bei verschiedenen respiratorischen Virusinfekten getestet. Sozial gut integrierte Personen zeigen ein deutlich geringeres Risiko, Symptome einer Erkältung durch das Rhinovirus zu entwickeln (Cohen, 2021, S. 168). Daneben scheinen körperliche Berührungen und ein sicherer Bindungsstil schon im frühkindlichen Alter „immunologische Stressfolgen abzupuffern und […] Entzündungsprozesse zu verhindern" (Ott, Singer, Brisch & Schubert, 2019, S. 66).

Diverse Verfahren und Methoden zu Gesundheitsverhalten zielen auf die Stressbewältigung und somit auch auf immunologische Marker ab. So beeinflussen beispielsweise Yoga und Meditation das vegetative Nervensystem. Um einen akuten Spannungszustand des sympathischen Nervensystems bei Stress auszugleichen, wird das für die Entspannung verantwortliche parasympathische Nervensystem aktiviert (Rotter et al., 2020, S. 193). Über den signifikanten Effekt von psychoneuroimmunologisch-gestützten Entspannungsverfahren, deren Wirkung und Einschränkungen, lässt sich in der Übersichtsarbeit von Moraes, Miranda, Loures, Mainieri und Mármora (2018, S. 635) nachlesen. Liu et al. (2020, S. 2) zeigen in einer klinischen Studie, dass „Progressive muscle relaxation […] can reduce anxiety and improve sleep quality in patients with COVID-19." Eine Metaanalyse (Fancourt, Ockelford & Belai, 2014, S. 22) berichtet über die

Modulation von entspannender Musik auf zellulärer Immunaktivität. Dies könnte bedeuten, dass sich bestimmte Strategien für Stressreduktion positiv auf den Behandlungserfolg von COVID-19 auswirken.

In Humanstudien zur Influenza-Impfung konnte schon in den Neunzigerjahren festgestellt werden, dass durch gelungenes Stressmanagement die Antikörper und somit die Immunantwort, langfristig erhöht werden (Schubert & Schüßler, 2009, S. 8). Interessanterweise gibt es ferner Belege für eine gesteigerte Immunantwort bei moderatem Alkoholkonsum. Ein Review zum Thema hält fest: „[…] moderate alcohol consumption seems to enhance immune response to infection and vaccination" (Barr, Helms, Grant & Messaoudi, 2016, S. 8). Die Autorin will eine Studie mit über 300.000 Teilnehmern nicht unerwähnt lassen, die erfasst, dass Nichttrinker ein höheres Risiko für einen schwereren COVID-19 Verlauf haben (Hamer, Kivimäki, Gale & Batty, 2020, S. 186). Diese Studien sollten unter Vorsicht betrachtet werden, da es einige Einschränkungen gibt und man zusätzlich von einer immunsuppressiven Wirkung bei Alkoholmissbrauch ausgeht (Barr et al., 2016, S. 14).

Des Weiteren tragen verhaltensorientierte Faktoren wie regelmäßiger Sport mit mäßiger Intensität, ausgewogene Ernährung und sogar Lachen und Singen zu einer Steigerung der antiviralen Immunantwort bei (Peters et al. 2021, S. 66; Woods et al., 2020, S. 55). Zu erklären ist dies über einen direkten Einfluss auf biologische Faktoren (Steigerung der Kondition, des Lungenvolumens und Erhöhung der antiviralen Zellaktivität) als auch indirekt durch psychisches Wohlbefinden (Senkung des Cortisolspiegels durch Stressabbau).

Ergänzend soll nun noch auf die professionelle psychologische Intervention eingegangen werden. Insbesondere die Verhaltenstherapie zeigt einen Einfluss auf das Immunsystem. Studien stellen einen Anstieg der NK-Zellaktivität und eine Normalisierung der HPA-Achse im Therapieverlauf fest (Moraes et al., 2018, S. 638). Dieser Effekt lässt sich noch nach Monaten nachweisen. Forschende führen dies u. a. auf eine kognitive Umbewertung der Situation zurück (Gaab, 2011, S. 210). Zusätzlich werden Strategien zur Stressbewältigung erarbeitet. So ist auch hier festzuhalten, dass persönliche Wahrnehmung und Ressourcen das Stresslevel mitbestimmt. Die genauen Mechanismen, die der Wechselwirkung von Psychotherapie und Immunaktivität zugrunde liegen, beschreibt Schubert (2018, o.S.) in einem Übersichtsbuch.

Man geht momentan davon aus, dass die Empfänglichkeit für virale Atemwegserkrankungen durch psychisches und physiologisches Wohlbefinden reduziert wird (Schubert, 2018, S. 188). Durch Stärkung von Schutzfaktoren und niedrigschwellig angebotene Interventionen lässt sich allgemein seelische Anspannung abbauen. Dies führt wiederum zu messbaren Effekten im Immunsystem.

4 Diskussion

Die aktuelle Forschungslage verknüpft gerade den langanhaltenden, chronischen Stress mit einer maladaptiven Immunantwort. Langzeitstudien zur Stressbelastung in der COVID-19 Pandemie fehlen jedoch zum jetzigen Zeitpunkt weitgehend. Die Krisenzeit birgt hier eine Möglichkeit, viele Daten zu sammeln. In Längsschnittstudien können globale Auswirkungen von ähnlichen Stressoren untersucht und gezielt andere Variablen (Infektionszahlen, soziokulturelles Umfeld, Krankheitsverlauf, etc.) festgehalten werden.

Auch wäre es falsch, von Stress in einem immer gleich ablaufendem Reiz-Reaktions-Muster auf das Immunsystem auszugehen. In der PNI dominieren Korrelationsstudien, „wodurch die eigentliche Wirkrichtung unkontrolliert bleibt" (Schubert & Schüßler, 2009, S. 20). Die meisten Untersuchungen lassen keine kausale Erklärung zu, da sich Erleben und Verhalten wechselseitig mit der Immunfunktion beeinflussen. Um genaue Mechanismen in Zukunft erforschen zu können, müssen Medizin und Psychologie disziplinübergreifend zusammenarbeiten.

Anhand von empirischen Experimenten wird der Einfluss von Stress auf die Entwicklung von diversen Atemwegsinfekten erforscht. COVID-19 zeigt sehr viele Gemeinsamkeiten mit anderen respiratorischen Viruserkrankungen. Dennoch sollte eine direkte Übertragung von Ergebnissen zu anderen Virenarten vermieden werden. Gerade ungewöhnliche Symptome wie Geschmacks- und Geruchsverlust (Cohen, 2021, S. 170) und die hohe Zahl an Mutationen (Robert Koch-Institut, 2021, o. S.) deuten auf unbekannte Wirkweisen des neuen Coronavirus im menschlichen Organismus hin. Es gibt daher einen erhöhten Forschungsbedarf zur Immunreaktion auf SARS-CoV-2 und möglichen psychosozialen Einflussfaktoren.

5 Fazit

Diese Hausarbeit beleuchtet Stress und seine immunologischen Auswirkungen. Dabei liegt der Schwerpunkt auf dem Stresserleben im COVID-19 Kontext und der Immunaktivität gegenüber Atemwegsinfekt auslösenden Viren wie dem SARS-CoV-2.

Über die physischen und geografischen Grenzen hinaus hat sich das tägliche Leben der Menschen durch die Pandemie verändert. Die Studienlage zur Stressbelastung während der Pandemie fällt momentan gemischt aus. Einige quantitative Studien sprechen von einem signifikanten Anstieg von Angst, Sorgen und Stress in der allgemeinen Bevölkerung (Salari et al., 2020, S. 4). Andere Analysen filtern besondere Risikogruppen heraus (Bäuerle et al., 2020, S. 674).

Kurzweiliger Stress mobilisiert Ressourcen und schützt damit den Organismus vor drohendem Schaden. Eine lange oder massive Aktivierung der HPA-Stressachse dämpft jedoch das Immunsystem auf Dauer. Durch Ausschüttung von Cortisol werden immunologische Komponenten wie Zytokine und NK-Zellen, negativ beeinflusst. Studien aus der PNI schaffen hier nun die Verbindung. Sie belegen, dass chronischer Stress mit einer erhöhten Virusinfektionsgefahr, Verschlechterungen des Zustands bei Viruserkrankung und Beeinträchtigungen des Impfschutzes einhergehen kann (Schubert, 2013, S. 22).

Aufgeführte Biomarker werden auch in einer gelungenen Immunabwehr gegenüber des SARS-CoV-2 benötigt. Deren Aktivität kann zusätzlich die Schwere des Krankheitsverlaufes voraussagen (Kreutmair et al., 2021, S. 1578). Es ist also anzunehmen, dass gestiegener, pandemiebedingter Stress auf Dauer negativen Einfluss auf diese Biomarker haben könnte und somit ein Risiko für eine Infektion mit dem SARS-CoV-2 und einer Entwicklung von COVID-19 darstellt.

Besondere Risikofaktoren wie Einsamkeit, niedriger sozialer Status, Vorerkrankungen, Mehrbelastung im Alltag und ungesunde Verhaltensweisen können Stress im Pandemiekontext verstärken oder langfristig aufrechterhalten. Erkennen dieser Risikogruppen ermöglicht einen frühzeitigen Schutz und Intervention auf vielen Ebenen.

Schutzfaktoren reichen über einen gesunden Lebensstil, Resilienz und eine starke Verbindung zu Familie und Gemeinschaft. Sie wirken sich positiv auf das Wohlbefinden aus. Zusätzlich lassen sich über professionelle Therapieangebote, Entspannungsübungen und Stressbewältigungstrainings die psychische Belastung senken. Damit wird eine gesunde Immunantwort gegenüber Atemwegsinfekten gefördert.

Die Wissenschaft kann Theorien und Fakten liefern. Nun ist es an der Politik und Bevölkerung, ein Gleichgewicht zwischen Maßnahmen zur Pandemiebekämpfung und Erhalt der psychischen Gesundheit zu finden.

6 Literaturverzeichnis

Barr, T., Helms, C., Grant, K. & Messaoudi, I. (2016). Opposing effects of alcohol on the immune system. *Progress in neuro-psychopharmacology & biological psychiatry, 65*, 2–25. https://doi.org/10.1016/j.pnpbp.2015.09.001

Bäuerle, A., Teufel, M., Musche, V., Weismüller, B., Kohler, H., Hetkamp, M., Dörrie, N., Schweda, A. & Skoda, E.-M. (2020). Increased generalized anxiety, depression and distress during the COVID-19 pandemic: a cross-sectional study in Germany. *Journal of public health, 42*(4), 672–678. https://doi.org/10.1093/pubmed/fdaa106

Bendau, A., Petzold, M. B., Wyka, S., Pyrkosch, L., Plag, J. & Ströhle, A. (2021). Ängste in Zeiten von COVID-19 und anderen Gesundheitskrisen. *Der Nervenarzt, 92*(5), 417–425. https://doi.org/10.1007/s00115-020-01030-8

Betsch, C., Wieler, L., Bosnjak, M., Ramharter, M., Stollorz, V., Omer, S., Korn, L., Sprengholz, P., Felgendreff, L., Eitze, S. & Schmid, P. (2020). *Germany COVID-19 Snapshot MOnitoring (COSMO Germany): Monitoring knowledge, risk perceptions, preventive behaviours, and public trust in the current coronavirus outbreak in Germany.* https://doi.org/10.23668/PSYCHARCHIVES.2776

Blume, C., Schmidt, M. H. & Cajochen, C. (2020). Effects of the COVID-19 lockdown on human sleep and rest-activity rhythms. *Current biology, 30*(14), R795–R797. https://doi.org/10.1016/j.cub.2020.06.021

Brakemeier, E.-L., Wirkner, J., Knaevelsrud, C., Wurm, S., Christiansen, H., Lueken, U. & Schneider, S. (2020). Die COVID-19-Pandemie als Herausforderung für die psychische Gesundheit. *Zeitschrift für Klinische Psychologie und Psychotherapie, 49*(1), 1–31. https://doi.org/10.1026/1616-3443/a000574

Chowdhury, M. A., Hossain, N., Kashem, M. A., Shahid, M. A. & Alam, A. (2020). Immune response in COVID-19: A review. *Journal of infection and public health, 13*(11), 1619–1629. https://doi.org/10.1016/j.jiph.2020.07.001

Cohen, S. (2021). Psychosocial Vulnerabilities to Upper Respiratory Infectious Illness: Implications for Susceptibility to Coronavirus Disease 2019 (COVID-19). *Perspectives on Psychological Science, 16*(1), 161-174. https://doi.org/10.1177/1745691620942516

Cohen, S., Janicki-Deverts, D., Doyle, W. J., Miller, G. E., Frank, E., Rabin, B. S. & Turner, R. B. (2012). Chronic stress, glucocorticoid receptor resistance, inflammation, and disease risk. *Proceedings of the National Academy of Sciences of the United States of America, 109*(16), 5995–5999. https://doi.org/10.1073/pnas.1118355109

European Journal of Health Psychology (2021). *About the journal*. Verfügbar unter https://www.hogrefe.com/de/zeitschrift/european-journal-of-health-psychology [30.04.2021]

Fancourt, D., Ockelford, A. & Belai, A. (2014). The psychoneuroimmunological effects of music: a systematic review and a new model. *Brain, behavior, and immunity, 36*, 15–26. https://doi.org/10.1016/j.bbi.2013.10.014

Gaab, J. (2011). Endokrine Parameter als Evaluationskriterien psychotherapeutischer Maßnahmen. In U. Ehlert & R. von Känel (Hrsg.), *Psychoendokrinologie und Psychoimmunologie* (S. 207–217). Berlin: Springer-Verlag.

Guo, Q., Zheng, Y., Shi, J., Wang, J., Li, G., Li, C., Fromson, J. A., Xu, Y., Liu, X., Xu, H., Zhang, T., Lu, Y., Chen, X., Hu, H., Tang, Y., Yang, S., Zhou, H., Wang, X., Chen, H., . . . Yang, Z. (2020). Immediate psychological distress in quarantined patients with COVID-19 and its association with peripheral inflammation: A mixed-method study. *Brain, behavior, and immunity, 88*, 17–27. https://doi.org/10.1016/j.bbi.2020.05.038

Haas, J. G. (2020). *COVID-19 und Psychologie*. Wiesbaden: Springer Fachmedien. https://doi.org/10.1007/978-3-658-32031-7

Hamer, M., Kivimäki, M., Gale, C. R. & Batty, G. D. (2020). Lifestyle risk factors, inflammatory mechanisms, and COVID-19 hospitalization: A community-based cohort study of 387,109 adults in UK. *Brain, behavior, and immunity, 87*, 184–187. https://doi.org/10.1016/j.bbi.2020.05.059

Janssen, M., Chang, B. P. I., Hristov, H., Pravst, I., Profeta, A. & Millard, J. (2021). Changes in Food Consumption During the COVID-19 Pandemic: Analysis of Consumer Survey Data From the First Lockdown Period in Denmark, Germany, and Slovenia. *Frontiers in nutrition, 8*, 1–20. https://doi.org/10.3389/fnut.2021.635859

Kaluza, G. (2015). *Stressbewältigung: Trainingsmanual zur psychologischen Gesundheitsförderung*. Berlin: Springer-Verlag.

Koopmann, A., Georgiadou, E., Reinhard, I., Müller, A., Lemenager, T., Kiefer, F. & Hillemacher, T. (2021). The Effects of the Lockdown during the COVID-19 Pandemic on Alcohol and Tobacco Consumption Behavior in Germany. *European addiction research, 27*(4), 242–256. https://doi.org/10.1159/000515438

Kreutmair, S., Unger, S., Núñez, N. G., Ingelfinger, F., Alberti, C., Feo, D. de, Krishnarajah, S., Kauffmann, M., Friebel, E., Babaei, S., Gaborit, B., Lutz, M., Jurado, N. P., Malek, N. P., Goepel, S., Rosenberger, P., Häberle, H. A., Ayoub, I., Al-Hajj, S., . . . Becher, B. (2021). Distinct immunological signatures discriminate severe COVID-19 from non-SARS-CoV-2-driven critical pneumonia. *Immunity, 54*(7), 1578–1593. https://doi.org/10.1016/j.immuni.2021.05.002

Kruse, A. (2015). Das Immunsystem: eine Übersicht. In L. Rink, A. Kruse & H. Haase (Hrsg.), *Immunologie für Einsteiger* (S. 1–14). Berlin: Springer-Verlag.

Labrague, L. J. & De los Santos, J. A. (2020). COVID-19 anxiety among front-line nurses: Predictive role of organisational support, personal resilience and social support. *Journal of nursing management, 28*(7), 1653–1661. https://doi.org/10.1111/jonm.13121

Lazarus, R. S. & Folkman, S. (1984). *Stress, appraisal, and coping.* New York: Springer.

Liu, K., Chen, Y., Wu, D., Lin, R., Wang, Z. & Pan, L. (2020). Effects of progressive muscle relaxation on anxiety and sleep quality in patients with COVID-19. *Complementary therapies in clinical practice, 39,* 101132. https://doi.org/10.1016/j.ctcp.2020.101132

Mattos Dos Santos, R. (2020). Isolation, social stress, low socioeconomic status and its relationship to immune response in Covid-19 pandemic context. *Brain, behavior, & immunity - health, 7,* 100103. https://doi.org/10.1016/j.bbih.2020.100103

Moraes, L. J., Miranda, M. B., Loures, L. F., Mainieri, A. G. & Mármora, C. H. C. (2018). A systematic review of psychoneuroimmunology-based interventions. *Psychology, health & medicine, 23*(6), 635–652. https://doi.org/10.1080/13548506.2017.1417607

Muscatell, K. A., Brosso, S. N. & Humphreys, K. L. (2020). Socioeconomic status and inflammation: a meta-analysis. *Molecular psychiatry, 25*(9), 2189–2199. https://doi.org/10.1038/s41380-018-0259-2

Ott, M., Singer, M., Brisch, K. & Schubert, C. (2019). Körperlich-seelische Berührungen im Fokus der Psychoneuroimmunologie. *Der Schmerzpatient, 2*(02), 66–75. https://doi.org/10.1055/a-0823-0697

Peters, E. M. J., Schedlowski, M., Watzl, C. & Gimsa, U. (2021). Stress und Covid-19: Ein Narrativer Review über neuroendokrin-immune Mechanismen, die eine Abwehr von SARS-CoV-2 verbessern könnten. *Psychotherapie· Psychosomatik· Medizinische Psychologie, 71*(02), 61–71. doi: 10.1016/j.ynstr.2021.100296

Petzold, M. B., Bendau, A., Plag, J., Pyrkosch, L., Mascarell Maricic, L., Betzler, F., Rogoll, J., Große, J. & Ströhle, A. (2020). Risk, resilience, psychological distress, and anxiety at the beginning of the COVID-19 pandemic in Germany. *Brain and behavior, 10*(9), e01745. https://doi.org/10.1002/brb3.1745

Prati, G. & Mancini, A. D. (2021). The psychological impact of COVID-19 pandemic lockdowns: a review and meta-analysis of longitudinal studies and natural experiments. *Psychological medicine,* 1–11. https://doi.org/10.1017/S0033291721000015

Rink, L. (2015). Infektionsimmunologie. In L. Rink, A. Kruse & H. Haase (Hrsg.), *Immunologie für Einsteiger* (S. 121–140). Berlin: Springer-Verlag.

Robert Koch-Institut (2021). *COVID-19 (Coronavirus SARS-CoV-2)*. Verfügbar unter https://www.rki.de/DE/Content/InfAZ/N/Neuartiges_Coronavirus/nCoV.html [30.04.2021]

Rotter, M., Renneberg, B. & Kaluza, G. (2020). Stressbewältigung. In J. Bengel & O. Mittag (Hrsg.), *Psychologie in der medizinischen Rehabilitation* (Bd. 51, S. 185–196). Berlin: Springer.

Salari, N., Hosseinian-Far, A., Jalali, R., Vaisi-Raygani, A., Rasoulpoor, S., Mohammadi, M., Rasoulpoor, S. & Khaledi-Paveh, B. (2020). Prevalence of stress, anxiety, depression among the general population during the COVID-19 pandemic: a systematic review and meta-analysis. *Globalization and health, 16*(1), 57. https://doi.org/10.1186/s12992-020-00589-w

Schubert, C. (2013). Psychoneuroimmunologie und Infektanfälligkeit. *Zeitschrift für Komplementärmedizin, 5*(05), 17–23. https://doi.org/10.1055/s-0033-1357224

Schubert, C. (Hrsg.). (2018). *Psychoneuroimmunologie und Psychotherapie*. Stuttgart: Schattauer Verlag.

Schubert, C. & Schüßler, G. (2009). Psychoneuroimmunologie: Ein Update. *Zeitschrift für Psychosomatische Medizin und Psychotherapie, 55*(1), 3–26. https://doi.org/10.13109/zptm.2009.55.1.3

Schubert, C. & Singer, M. (2015). Stress und seine psychoneuroimmuno-logischen Spuren. *Zeitschrift für Komplementärmedizin, 07*(01), 44–51. https://doi.org/10.1055/s-0035-1545374

Silva, E. d. S. M. E., Ono, B. H. V. S. & Souza, J. C. (2020). Sleep and immunity in times of COVID-19. *Revista da Associação Médica Brasileira, 66*, 143–147. https://doi.org/10.1590/1806-9282.66.S2.143

Suls, J. M., Luger, T. & Martin, R. (2010). The Biopsychosocial Model and the Use of Theory in Health Psychology. In J. M. Suls, K. W. Davidson & R. M. Kaplan (Hrsg.), *Handbook of health psychology and behavioral medicine* (S. 15–29). New York: Guilford Press.

Woods, J. A., Hutchinson, N. T., Powers, S. K., Roberts, W. O., Gomez-Cabrera, M. C., Radak, Z., Berkes, I., Boros, A., Boldogh, I., Leeuwenburgh, C., Coelho-Júnior, H. J., Marzetti, E., Cheng, Y., Liu, J., Durstine, J. L., Sun, J. & Ji, L. L. (2020). The COVID-19 pandemic and physical activity. *Sports Medicine and Health Science, 2*(2), 55–64. https://doi.org/10.1016/j.smhs.2020.05.006

World Health Organization (2021). *WHO Coronavirus (COVID-19) Dashboard*. Verfügbar unter https://covid19.who.int/ [26.04.2021]

Yazdanpanah, F., Hamblin, M. R. & Rezaei, N. (2020). The immune system and COVID-19: Friend or foe? *Life sciences*, *256*, 117900. https://doi.org/10.1016/j.lfs.2020.117900

Zorrilla, E. P., Luborsky, L., McKay, J. R., Rosenthal, R., Houldin, A., Tax, A., McCorkle, R., Seligman, D. A. & Schmidt, K. (2001). The relationship of depression and stressors to immunological assays: a meta-analytic review. *Brain, behavior, and immunity*, *15*(3), 199–226. https://doi.org/10.1006/brbi.2000.0597

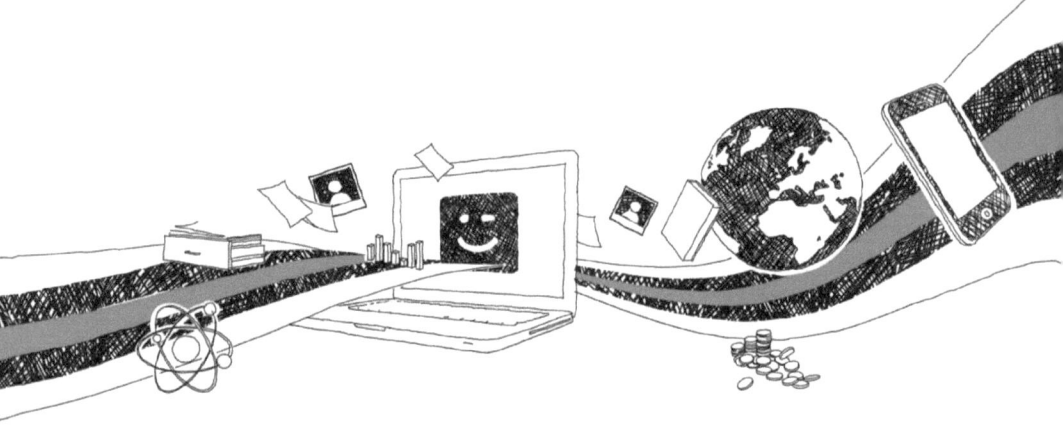
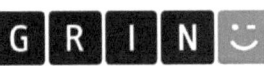